AF314884

MAISON CHARRIÈRE

COLLIN ET CIE

6, rue de l'École-de-Médecine, PARIS

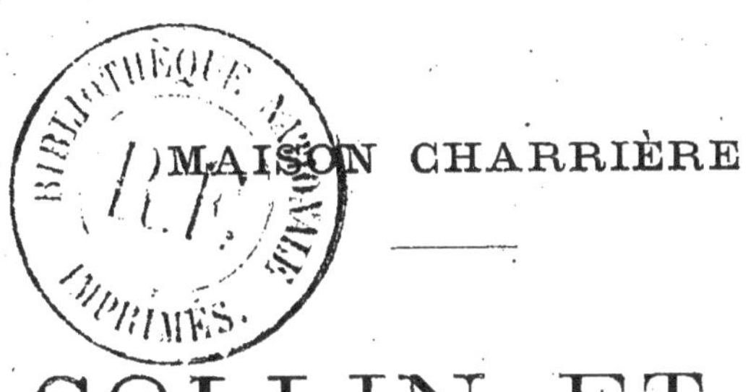

CAUTÈRE-PAQUELIN

(THERMO-CAUTÈRE)

PRÉSENTÉ A L'ACADÉMIE DES SCIENCES

Dans la séance du 1er mai 1876

Prix de la boîte, avec deux foyers de combustion, dont l'un
en forme de couteau, l'autre en forme de champignon.   **125** fr.

Représentants de M. COLLIN : à Madrid, M. Basabe;
à Strasbourg, M. Streisguth; à Vienne, M. Reiner.

DU CAUTÈRE-PAQUELIN [1]

THÉORIE ET MODE D'EMPLOI

PAR

LE DOCTEUR PAQUELIN

Lauréat de la Faculté de médecine de Paris
Lauréat de l'Institut de France (Académie des sciences)

DÉFINITION. — Cet instrument est un cautère actuel à chaleur permanente et gouvernable, à rayonnement très-faible, se prêtant par la variété de ses formes à tous les besoins de la chirurgie ignée.

EXPOSÉ DE PRINCIPE. — Certains métaux dont le platine est le type ont la propriété de condenser en grande abondance les vapeurs et les gaz, propriété qu'ils manifestent avec d'autant plus d'énergie qu'ils sont plus divisés et plus chauds.

Soit un creusé de platine à parois mince chauffé au rouge sombre. Si dans ce creuset nous projetons simultanément, au moyen d'une soufflerie, à distance déterminée et sous pressions variées, deux corps gazeux capables de se combiner avec développement de chaleur lumineuse, un combustible et un comburant, par exemple de l'hydrogène pur ou de l'hydrogène carboné (gaz d'éclairage) et de l'air atmosphérique, voici ce que nous observons :

1° Incandescence instantanée du platine au point d'arrivée des deux corps gazeux ;

2° Propagation immédiate de l'incandescence à toute la masse du métal ;

3° Continuation de l'incandescence pendant toute la durée de l'apport gazeux ;

4° Cet apport venant à cesser pendant quelques secondes jus-

---

1. C'est le nom qu'a donné à cet instrument son parrain à l'Institut, M. le professeur Gosselin.

qu'à disparition complète de toute incandescence, retour spontané du platine à l'incandescence sous l'influence d'un nouvel apport gazeux ;

5° Augmentation graduelle de l'incandescence au fur et à mesure que les corps gazeux arrivent sous plus forte pression au contact du métal condensateur.

La somme de chaleur développée par ce mode de combustion peut s'élever jusqu'aux plus hautes températures.

Cette expérience est à la fois une démonstration du pouvoir condensant du platine et un exposé complet du principe d'après lequel est construit le cautère Paquelin.

DESCRIPTION. — Dans la description de cet instrument, nous avons à considérer la structure du cautère, les agents de combustion qui doivent en alimenter l'incandescence, la manière de le chauffer.

DISPOSITIF DU CAUTÈRE (voir figures 1 et 2). — Cet instrument à feu, tel que le construit M. Collin, successeur de M. Charrière, se compose de trois parties :

Du cautère proprement dit ; d'une lampe-chalumeau à esprit-de-vin ; d'un tube-rallonge à pas de vis mâle et femelle.

Le cautère est formé de cinq pièces séparables qui sont :

Un foyer de combustion en platine ; un manche en bois canaliculé ; un tube en caoutchouc à parois épaisses ; un flacon à deux tubes ou réservoir à combustible ; un petit soufflet à double vent. Ces diverses pièces sont unies dans l'ordre où elles ont été énumérées.

Foyer de combustion. — C'est un corps creux fait d'une feuille de platine sans soudure, présentant, comme la tête du cautère actuel ordinaire dont il tient lieu, les formes les plus variées (boule, olive, champignon, cône, cylindre, pointe à igni-puncture, lame de couteau et de ciseaux, droite ou courbe, à tranchant aigu ou mousse, etc., etc.). C'est l'organe principal du cautère ; c'est le cautère proprement dit. Il est monté à demeure bout à bout sur un tube d'un autre métal (cuivre nickelé), lequel est percé de trous au voisinage de son extrémité libre pour le dégagement des résidus de la combustion, ces deux pièces ainsi ajustées formant une sorte de chambre métallique allongée, fermée à une de ses extrémités, ouverte à l'autre.

Dans toute la longueur de cette chambre, dont la dimension est accommodée à l'usage spécial du cautère, s'étend un tube métallique qui sort de quelques millimètres à travers son extrémité fenestrée. Il s'y termine par un pas de vis mâle.

Dans les cautères en forme de ciseaux, le pas de vis terminal de ce tube intérieur est remplacé par un renflement conique dit *téton*.

Manche en bois canaliculé. — Muni d'un pavillon à l'une de ses extrémités, il est traversé dans toute son étendue par un

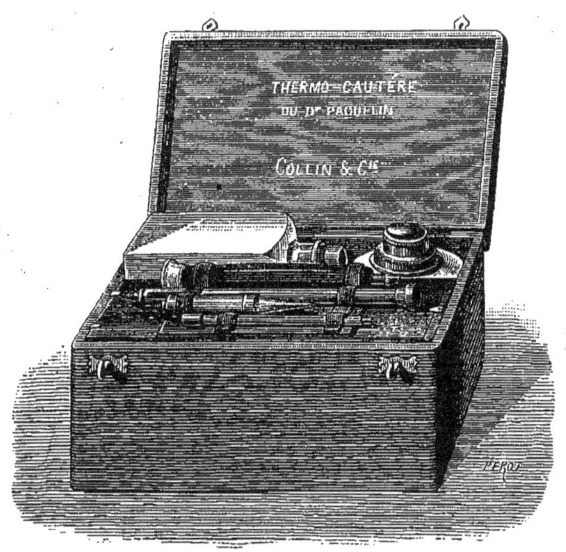

Fig. 1.

tube métallique qui le déborde à chaque bout de quelques millimètres.

Du côté du pavillon, ce tube porte un pas de vis femelle destiné à recevoir le pas de vis mâle du cautère; du côté opposé, il se termine par un téton.

Dans les cautères en forme de ciseaux, le tube sur lequel est ajusté bout à bout le foyer de platine fait office de manche.

Tube en caoutchouc à parois épaisses. — Il sert de trait d'union entre le cautère et le réservoir à combustible. Par une de ses extrémités il se fixe au téton du manche du cautère, par l'autre à l'extrémité externe d'un tube qui plonge dans le réservoir à combustible.

Flacon à deux tubes ou réservoir à combustible. — Ce flacon est fermé par un bouchon en caoutchouc que traversent de part en part deux tubes métalliques juxtaposés dans leur moitié inférieure, divergents dans leur moitié supérieure, l'un et l'autre se terminant par un téton à leur extrémité divergente.

Au téton d'un de ces tubes se fixe, ainsi que nous l'avons déjà dit, une des extrémités du tube en caoutchouc à parois épaisse ; au téton de l'autre tube, le tuyau du petit soufflet à double vent.

Au col du récipient est fixé un crochet qui permet de le suspendre à un bouton d'habit, à une boutonnière ou au rebord d'une poche.

Petit soufflet à double vent. — C'est une poire de Richardson. Le tube en caoutchouc qui fait suite à la boule soufflante de cette poire se fixe, ainsi que nous l'avons dit, au téton d'un des tubes du réservoir à combustible.

Cette soufflerie, dont la pression est proportionnée à la vitesse et à l'ampleur des mouvements qu'on lui imprime, doit être maniée par un aide. Cependant, dans les opérations de très-courte durée (cautérisation du col de l'utérus par exemple), l'opérateur peut la mettre en mouvement lui-même en la pressant sous le pied ou entre les genoux.

Cet organe a pour fonction de chasser dans le réservoir à combustible l'air qu'il puise directement dans l'atmosphère, de l'y mélanger avec l'élément combustible qui y est contenu, et de projeter jusqu'à l'extrémité du foyer de combustion le composé gazeux résultant de ce mélange.

Lampe-chalumeau à esprit de vin. — Du col de cette lampe s'élève une tige verticale portant un chalumeau disposé transversalement à hauteur de la mèche de la lampe et dont l'extrémité externe se termine par un téton.

Tube-rallonge à pas de vis mâle et femelle. — Cet organe supplémentaire s'intercale entre le foyer de combustion et le manche en bois canaliculé.

Nota. — Les différentes parties que nous venons de décrire sont enfermées dans une boîte de 12 centimètres de haut sur 20 de long et 13 de large.

Combustible. — C'est un liquide hydrocarboné-volatil, sorte de gaz d'éclairage à l'état liquide.

Il est enfermé dans le flacon décrit ci-dessus.

Les vapeurs de certains liquides dits *hydrocarbures volatils* forment avec l'air atmosphérique un mélange gazeux dont les deux éléments peuvent, certaines conditions remplies, se combiner avec développement de chaleur lumineuse au contact du platine divisé, préalablement chauffé au rouge sombre.

De ces hydrocarbures, dont les uns (alcool, esprit-de-bois, éther) appartiennent au groupe des hydrocarbures oxygénés et les autres (benzine, essence minérale) au groupe des hydrocarbures non oxygénés, l'essence minérale est, expériences faites, celui qui offre, pour le cas dont il s'agit, le plus d'avantages.

L'essence minérale est un produit très-répandu dans le commerce et qui se trouve partout en raison du grand usage qu'on en fait. C'est l'huile que l'on brûle dans les lampes à éponge ou à mèche pleine dites *lampes Mille.*

L'essence minérale n'est pas un corps défini; c'est un mélange de plusieurs hydrocarbures non oxygénés de volatilité différente, caractère dont nous aurons à tenir compte.

Le titre de l'essence minérale de vente courante, celle dont nous devons nous servir pour chauffer le cautère ci-décrit, est, mesuré avec le densimètre à pétrole, à la température de 15 degrés, de 700 à 720 degrés; en d'autres termes, cette essence pèse de 700 à 720 grammes le litre.

Il y a dans le commerce des essences minérales qui pèsent moins de 700, d'autres qui pèsent plus de 720.

L'emploi d'un hydrocarbure qui différerait, soit par son titre, soit par sa constitution, de celui que nous indiquons, nécessiterait une modification dans le dispositif actuel du cautère.

Comburant. — C'est l'air atmosphérique.

Manière de se servir du cautère. — Les différentes pièces du cautère étant agencées ainsi que nous l'avons indiqué (voir fig. 2), l'essence minérale n'occupant *au plus* que le tiers de la capacité du réservoir, cette essence pesant au minimum 700, au maximum 720, le bouchon en caoutchouc étant solidement fixé dans le col du flacon, chauffer l'extrémité de platine du cautère dans la flamme de la lampe à alcool (ou d'un bec de gaz) *sans faire jouer la soufflerie,* jusqu'à ce que cette extrémité devienne légèrement rose, ce qui a lieu en une minute à peine. Alors *souffler doucement* jusqu'à ce que le cautère atteigne le rouge vif; cette température atteinte, retirer le cautère de la flamme, il est amorcé et l'on pourra désormais, à volonté, suivant la vitesse et l'ampleur du mouvement imprimé à l'insufflation, soit l'entretenir à un degré de chaleur constant, soit en élever ou en abaisser la température; en un mot, accommoder instantanément la chaleur du cautère aux exigences de l'opération.

Les cautères à petits foyers (cautères en forme de pointe ou

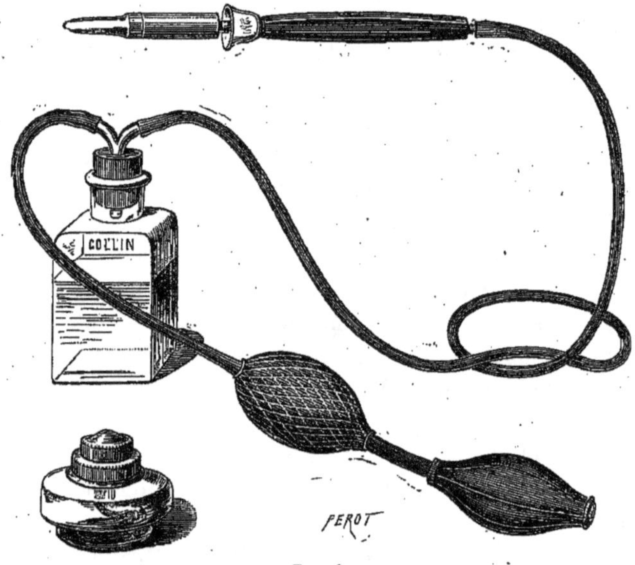

FIG. 2.

de petit couteau) présentent ceci de particulier, qu'il faut pour les chauffer y projeter le mélange gazeux sous certaine pression, tandis qu'une pression relativement faible suffit pour chauffer les cautères à foyer de grandeur ordinaire, à moins qu'on ne veuille les porter à une très-haute température.

La pression du mélange gazeux est directement proportionnelle à la vitesse et à l'ampleur des mouvements imprimés à la soufflerie.

INSTRUCTIONS COMPLÉMENTAIRES TRÈS-IMPORTANTES CONCERNANT LE BON ENTRETIEN DE L'APPAREIL ET LES MOYENS DE LE

RÉPARER EN CAS DE DÉRANGEMENT OU D'ACCIDENT. — Ces instructions ont trait :

1° Au foyer de combustion ;

2° Au réservoir à combustible ;

3° A l'essence minérale ;

4° A la soufflerie ;

5° Au chauffage médiat du platine avec la flamme de la lampe à esprit-de-vin ;

6° A l'ensemble de l'appareil ;

7° Au chalumeau de la lampe.

I. DU FOYER DE COMBUSTION. — *1° Le chirurgien doit allumer lui-même son cautère ou ne confier ce soin qu'à un aide exercé* (Verneuil) ;

2° Après chaque opération, nettoyer le cautère intus et extra.

(Nettoyage interne.) L'opération terminée, avant de laisser éteindre le cautère, le porter au rouge vif, au moyen de quelques insufflations rapides ; puis, pendant qu'il est en pleine incandescence, séparer brusquement le manche de l'instrument du tube en caoutchouc qui le relie au réservoir à combustible.

Aux basses températures, la combustion de l'essence minérale est incomplète et dépose, sur les parois internes du foyer, des particules de carbone qui, en s'accumulant, s'opposeraient, au bout de quelque temps, à l'incandescence du platine.

(Nettoyage externe.) Le cautère refroidi, en frotter l'extrémité avec un linge légèrement mouillé. On le débarrassera ainsi des sels minéraux dont il s'est incrusté en traversant les tissus et les liquides organiques, et dont la présence pourrait nuire à l'allumage du foyer ;

3° Pour éteindre le cautère, ne jamais le plonger dans l'eau froide, le laisser refroidir à l'air libre. — La trempe en changeant l'état moléculaire du platine en diminue le pouvoir condensant ;

4° Éviter de chauffer le cautère jusqu'au blanc lumineux. — Cette haute température, si elle était maintenue pendant quelque temps, pourrait fondre le tube intérieur du foyer de combustion ;

5° Le chirurgien, pour ne pas demeurer en échec en cas d'accident imprévu, *doit avoir dans sa trousse deux couteaux-cautères* (Verneuil).

Cette forme de cautère est celle qui se prête au plus grand nombre d'opérations.

6° *Si, au cours d'une opération, l'incandescence du cautère devenait défectueuse, activer pendant cinq à six secondes la combustion au moyen de quelques insufflations rapides, comme il convient de le faire à la suite d'une opération, pour nettoyer la face interne du foyer de combustion ; au besoin, chauffer le cautère pendant quelques secondes sur la flamme de la lampe à alcool.*

II. Du réservoir a combustible. — 1° *Le flacon à essence doit être fixé par l'opérateur ou par l'aide de telle sorte qu'il ne puisse jamais se renverser au cours d'une opération ;*

2° *Si, l'appareil étant monté et le cautère étant froid, cet accident venait à se produire, il faudrait, avant de se servir de l'instrumeut, sécher avec grand soin le cautère dans toute son étendue.*

A cet effet, insuffler de l'air avec la poire, simultanément dans le manche et le foyer de combustion, et avec la bouche dans le tube en caoutchouc.

3° *Éviter le contact du bouchon en caoutchouc avec l'essence.*

L'essence minérale dissout le caoutchouc, et la présence de ce corps dans le mélange gazeux empêcherait l'incandescence du cautère.

4° *Le flacon réservoir, dans le cas où il viendrait à se briser, ne doit être remplacé que par un flacon présentant à peu près les mêmes dimensions, c'est-à-dire à peu près la même hauteur et la même étendue, dans sa surface de section.*

L'étendue de la surface de section du flacon de rechange peut différer en moins, mais non en plus, de celle du flacon de l'appareil.

III. De l'essence minérale. — 1° *L'essence combustible ne doit occuper au plus que le tiers du réservoir.*

Il y a à cela trois raisons :

a. La pression exercée, à certains moments, par la soufflerie à la surface du liquide essentiel pourrait, si le flacon était trop rempli, projeter ce liquide dans le tube de caoutchouc qui va du réservoir au foyer de combustion ;

b. Une petite quantité d'essence suffit pour alimenter, d'une façon convenable, pendant longtemps, l'incandescence du cautère. Avec une provision de 30 grammes d'essence, le cautère peut fonctionner au moins pendant une heure ;

c. On ne peut utiliser qu'une partie de la provision du combustible.

2° *La température de l'essence doit être pendant toute la durée de l'opération au minimum de 15 à 20 degrés centigrades.*

On donnera à l'essence une température convenable, ou on l'y maintiendra, en appliquant la main autour du flacon, ou en mettant celui-ci dans la poche d'un vêtement en contact direct avec le corps, et cela suivant la température du milieu ambiant, du commencement à la fin de l'opération ou par intervalles seulement.

Trois causes enlèvent à l'essence minérale ses qualités volatiles :

Le froid atmosphérique, le refroidissement et l'appauvrissement produits par l'évaporation.

En agissant comme nous l'indiquons, on remédiera aux trois causes qui, en diminuant la volatilité de l'essence, la rendent impropre à une bonne combustion, et, de plus, on utilisera la plus grande somme possible de la provision du réservoir.

3° *Éviter toutefois d'exposer ce liquide aux rayons directs du soleil.*

L'excès de chaleur s'opposerait à l'incandescence du cautère.

4° *A chaque opération, renouveler la provision du réservoir ou tout au moins la renouveler souvent.*

L'essence minérale est un mélange d'huiles légères et d'huiles lourdes.

Les parties volatiles de cette huile, enlevées par le courant d'air de la soufflerie, reste une partie non utilisable.

A quel moment cette essence cesse-t-elle, faute d'être assez volatile, de pouvoir entretenir l'incandescence du cautère ? Il n'y a que le défaut d'incandescence du cautère qui puisse renseigner le chirurgien à ce sujet. Pour ne pas être arrêté au milieu d'une opération, faute de combustible, le chirurgien devra donc renouveler la provision du réservoir au commencement de chaque opération.

Cette donnée, que 30 grammes d'essence peuvent alimenter le cautère pendant une bonne heure, servira à calculer approximativement cette provision.

5° *Acheter l'essence minérale par litre et en vérifier le titre chez le marchand.*

A la température de 15 degrés centigrades l'essence minérale

marque au densimètre à pétrole de 700 à 720, c'est-à-dire pèse
par litre de 700 à 720 grammes.

IV. De la soufflerie. — La soufflerie est l'organe régulateur
du cautère. Bien manier la soufflerie, c'est bien manier l'instrument.

1° *Pour allumer le cautère, pour le rallumer, pour obtenir
de basses températures (cautères à petits foyers exceptés), agir*
très-doucement *sur la soufflerie;* en général, il ne faut pas,
terme d'atelier, que la soufflerie *peine.*

2° *Pour les hautes températures, éviter, en imprimant à la
soufflerie des mouvements trop rapides et trop étendus, d'en
distendre outre mesure la boule soufflante; en arrêter le jeu au
moment où cette boule remplit complétement le filet de soie qui
l'enveloppe, ne pas aller au delà.*

Le gonflement exagéré de cette boule aurait pour résultat, en
comprimant trop fortement le mélange gazeux dans le flacon-
réservoir, ou d'en faire sauter le bouchon de caoutchouc, ou de
porter le cautère à une température beaucoup trop élevée.

3° *La soufflerie doit être confiée, autant que possible, à un
aide exercé ;*

4° *La poire de Richardson peut, au besoin, être remplacée par
un soufflet de cheminée.*

V. Du chauffage médiat du platine avec la flamme de la
lampe a esprit-de-vin. — 1° *Engager l'extrémité du platine
dans les parties latérales de la flamme au niveau du milieu de
cette flamme.*

C'est là qu'est le maximum de chaleur.

2° *L'alcool de la lampe ne doit pas être souillé de matières
salines.*

Un alcool contenant des matières salines pourrait, en brûlant
au contact du platine, former à la surface de ce métal un composé platinique qui s'opposerait à l'incandescence du cautère.
C'est ce qui arrive avec l'alcool de certains services hospitaliers,
qui contient du sel marin, substance que l'on y fait dissoudre
dans le but d'empêcher les infirmiers de détourner ce liquide de
l'usage auquel le destinent les règlements administratifs.

VI. De l'ensemble de l'appareil. — *La veille ou le matin*

d'une opération, le chirurgien doit essayer son instrument (Verneuil).

VII. Du chalumeau de la lampe a esprit-de-vin. — 1° *S'il
arrivait que, tout en ayant suivi exactement les instructions
précédentes, on ne pût faire rougir le cautère, on le mettrait
en état de bien fonctionner en le chauffant fortement au
rouge vif pendant deux à trois minutes, à l'aide du chalumeau
annexé à la tige de la lampe, suivant les indications de la*

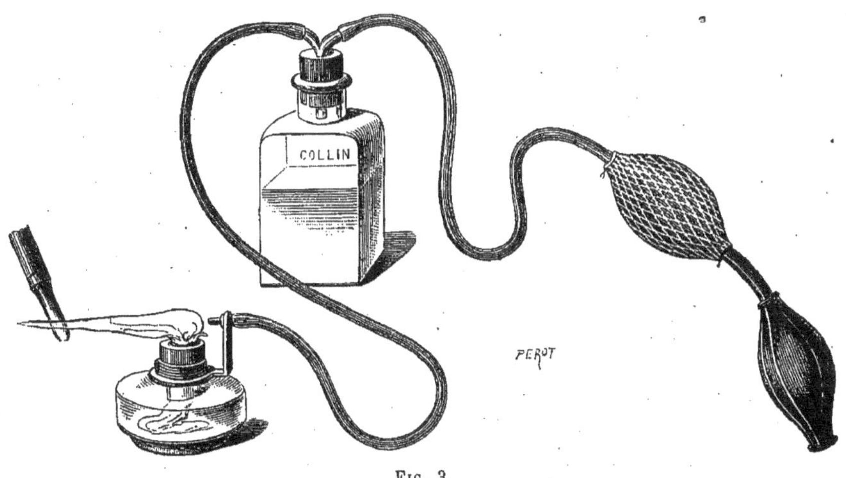

Fig. 3.

*figure 3, à moins toutefois que le tube central du foyer ne soit
fondu.*

A cet effet, avoir soin d'aplatir la mèche de la lampe en forme
d'étoile, de manière à lui donner le plus de surface possible.

2° *Chauffer de temps en temps le cautère au chalumeau de la
lampe, surtout si l'on se sert rarement de l'instrument.*

Le feu augmente le pouvoir condensant du platine ; mais quand
on cesse de chauffer ce métal pendant quelque temps, cette propriété perd ce que la chaleur lui a fait gagner.

RÉSUMÉ DES DIFFÉRENTES CAUSES QUI PEUVENT S'OPPOSER
AU FONCTIONNEMENT DU CAUTÈRE.

Plusieurs cas sont à considérer :

1. Le cautère ne rougit pas. — Causes (celles probables sont

en italique) : *le platine n'a pas été suffisamment chauffé sur la lampe à alcool ; le mélange gazeux arrive au foyer sous trop forte pression ;* l'alcool de la lampe contient des matières salines ; *le cautère n'a pas été nettoyé ;* le tube central du foyer est fondu ; le tube central du manche est obstrué ; le tube en caoutchouc est coudé ou obstrué ; l'essence contient du caoutchouc en solution ; *l'essence est trop froide ; l'essence est trop pauvre, faute d'avoir été renouvelée à temps ;* l'essence a été exposée à l'action directe des rayons solaires.

II. Le cautère ne rougit que sous forte pression avec gonflement maximum de la boule soufflante. — Causes : ce fait, qui est la règle pour les cautères à petit foyer (cautères en forme de pointe ou de petit couteau), signifie, quand il s'agit de cautères à foyer de grandeur ordinaire, que l'essence est trop froide, ou que l'essence est trop pauvre.

III. Le cautère s'éteint après avoir rougi plus ou moins longtemps. — Causes : l'essence est trop froide ; l'essence est trop pauvre.

IV. Quand on amorce le cautère, le mélange gazeux, au lieu de chauffer le platine, brule sous forme de flamme aux évents du foyer. — Causes : le platine n'a pas été suffisamment chauffé sur la lampe à alcool ; les mouvements de la soufflerie sont trop vites ; l'essence a été exposée à l'action directe des rayons solaires.

RÉSUMÉ DES AVANTAGES DE CE CAUTÈRE.

La chaleur de cet instrument est permanente.

L'opérateur peut le chauffer en quelques secondes à tel degré de chaleur qu'il désire, à son gré, en élever ou en abaisser instantanément la température ou le maintenir à un degré de chaleur constant.

Il traverse sans s'éteindre les liquides et les tissus organiques.

Il rayonne très-peu (on peut avec cet instrument se brûler les poils du dos de la main en en sentant à peine la chaleur).

Il peut, par la variété de ses formes, servir à tous les besoins de la chirurgie ignée.

Il fonctionne très-régulièrement.

Il est d'un maniement facile (en moins d'un quart d'heure on peut en connaître à fond le maniement).

Il est, ses accessoires compris, d'un petit volume.

Le combustible qui l'alimente se trouve partout.

Il ne dépense qu'un centime par heure.

DEUX MOTS DE CHIRURGIE.

I. *Hémostase.* — 1° Opérer au rouge sombre, c'est là le degré de chaleur hémostatique par excellence ;

2° Quand on opère sur une région très-vasculaire ou sillonnée par de gros vaisseaux, éviter les tractions, comprimer et sectionner lentement ;

3° Dans certains cas, la constriction (ficelle, fil de fer, bande élastique) ou l'écrasement peuvent seconder avec avantage l'action hémostatique (et antiseptique) du feu.

II. *Eschares.* — Pour éviter les pertes sensibles de substance :

1° Agir avec le rouge sombre et laisser le moins longtemps possible l'instrument en contact avec les tissus, c'est-à-dire opérer à main levée, à petits coups, par saccades, en hachant ;

2° Distendre, de chaque côté de la ligne de section, la peau de la région sur laquelle on opère ;

3° Ne sectionner avec le feu que les parties molles ;

4° Opère-t-on dans une cavité (cavité orbitaire, vagin), irriguer de temps en temps les tissus avec de l'eau froide. (Gosselin.)

EXTRAIT DU BULLETIN DE THÉRAPEUTIQUE MÉDICALE ET CHIRURGICALE

numéro du 30 *août* 1877

Nous donnons dans la planche ci-contre les VARIÉTÉS LES PLUS
USUELLES DU CAUTÈRE PAQUELIN, non compris les deux modèles
de la boîte (cautère à champignon et couteau), qui figurent dans
cet article (voir fig. 1 et 2).

Fig. 4. Cautère cylindro-conique.

Fig. 5. Petit couteau pour les opérations superficielles et délicates.

Fig 6. Pointe à ignipuncture.

Fig. 7. Pointe très-fine pour les tumeurs érectiles.

Fig. 8. Cautère coudé à angle droit à pointe très-fine.

Fig. 9. Cautère courbe à grand diamètre transversal pour l'amputation du col de l'utérus.

Fig. 10. Cautère courbe à petit diamètre transversal.

Fig. 11. Ciseaux droits et courbes, dont une lame est en acier nickelé et s'applique à
froid.

PARIS. — IMPRIMERIE E. MARTINET, RUE MIGNON 2,

www.ingramcontent.com/pod-product-compliance
Lightning Source LLC
LaVergne TN
LVHW010054060726
842524LV00006B/2199